BEI GRIN MACHT SICH IHR WISSEN BEZAHLT

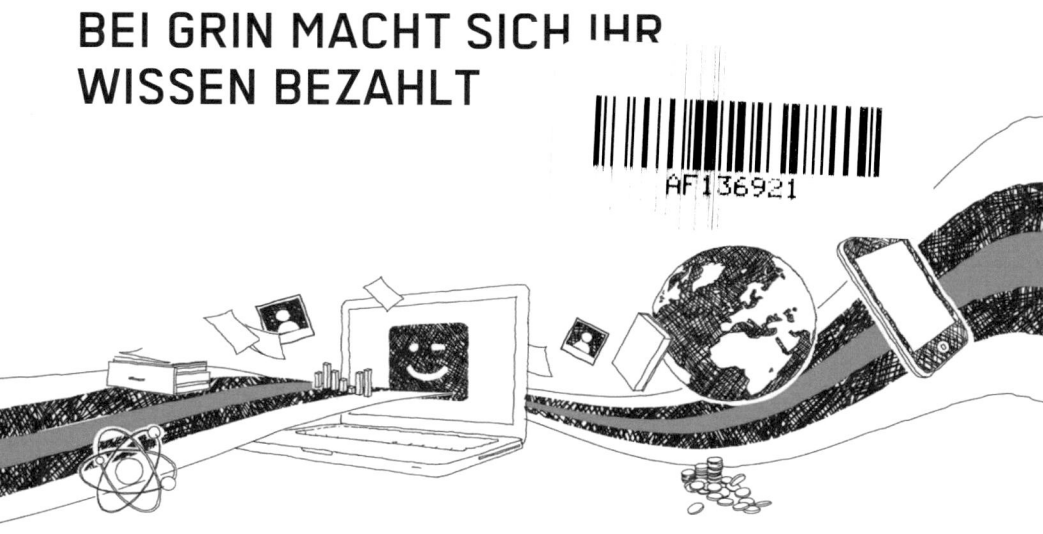

AF136921

- Wir veröffentlichen Ihre Hausarbeit, Bachelor- und Masterarbeit

- Ihr eigenes eBook und Buch - weltweit in allen wichtigen Shops

- Verdienen Sie an jedem Verkauf

Jetzt bei www.GRIN.com hochladen und kostenlos publizieren

Erhalt der Feinmotorik durch den Einsatz einer individuell angefertigten Übung bei einer Klientin mit geistiger Behinderung

Bibliografische Information der Deutschen Nationalbibliothek:

Die Deutsche Nationalbibliothek verzeichnet diese Publikation in der Deutschen Nationalbibliografie; detaillierte bibliografische Daten sind im Internet über http://dnb.d-nb.de abrufbar.

ISBN: 9783346788092
Dieses Buch ist auch als E-Book erhältlich.

Schriftliche Planung einer
bedarfsorientierten, zielgerichte-
ten (Förder-)Aktivität

Thema der Aktivität: Erhalt der Feinmotorik durch den Einsatz einer individuell angefertigten Übung.

Datum: 23.11.2021

Zeit/Dauer: 8-10 Minuten

Gliederung

1 Einleitung

1.1 Kurze Darstellung der Einrichtung

Bei der XY-Werkstatt handelt es sich um mehrere Werkstätten für Menschen mit Behinderung (WfbM). Die Werkstatt bzw. die Beschäftigten bieten verschiedene Dienstleistungen und fertigen diverse Produkte an. Oft gibt es Produktionsaufträge anderer Firmen, die zum Beispiel beinhalten Pflanzenstecker zusammen zu stecken oder Schnellhefter zu konfektionieren. Die XY-Werkstatt wendet neben der beruflichen Bildung Maßnahmen an, um die „persönlichen Stärken zu entdecken und Ressourcen weiter zu entwickeln". Die XY-Werkstatt hat sich 1984 in XY-Stadt gegründet und hat zurzeit sieben Zweigniederlassungen neben dem Hauptsitz in XY-Stadt, darunter eine in XY-Stadt (mein Praktikumsplatz). Diese befindet sich in XY-Stadt auf der XY-Straße. Direkt neben der Zweigniederlassung in XY-Stadt befinden sich das Gymnasium, sowie die XY-Schule (eine Förderschule). Zusätzlich lässt sich zu dieser zentralen Lage sagen, dass sich die Stadtverwaltung sowie die XY-Schule (wo ich meine Ausbildung mache) direkt in der Nähe befinden. Der Standort in XY-Stadt ist in drei Fachbereiche aufgeteilt: die Verpackung, den Service und den FOV-Bereich (Förder-, Orientierungs- und VaRiA-Bereich). VaRiA bedeutet „Vorbereitung auf Ruhestand im Arbeitsleben". In der Einrichtung gibt es etwas über 300 Beschäftigte (MmB, die im Arbeitsleben eingegliedert und integriert werden sollen) und ca. 50 Mitarbeiter. Speziell im FOV-Bereich sind die Gruppen unterschiedlich. So gibt es z.B. eine Gruppe, die sich auf den VaRiA-Bereich spezialisiert hat, eine „Strukturgruppe" (für Beschäftigte mit besonderem Bedarf an Strukturierungshilfen) oder aber die TEACCH-Gruppe. (TEACCH = Treatment and Education of Autistic and related Communication handicapped Children, d.h. ursprünglich die Behandlung und pädagogische Förderung autistischer und in ähnlicher Weise kommunikationsbehinderter Kinder.) Die XY-Werkstatt ist ein Ort, an dem Menschen mit Behinderung unabhängig von ihren Ressourcen und Defiziten eine sinnvolle Beschäftigung finden und am Arbeitsleben teilhaben können.

1.2 Kurze Beschreibung der Gruppe

Meine Gruppe befindet sich im FOV-Bereich und ist dort eine von insgesamt 11 Gruppen. Aktuell gibt es in der Gruppe 10 Beschäftigte. Hier sind beide Geschlechter vertreten und das Alter ist relativ breit gefächert. So ist die jüngste beschäftigte Person 27 Jahre und die Älteste 64 Jahre alt. Von den 10 Beschäftigten sind fünf auf einer vollen Pflegeunterstützung angewiesen und bekommen das Essen/Trinken angereicht, die anderen sind auch auf Unterstützung angewiesen (z.B. Toilettenbegleitung, das Essen klein schneiden etc.). Vier benötigen einen Rollstuhl und eine Beschäftigte einen Rollator. Abgesehen von mir gibt es in der Gruppe zwei Mitarbeiterinnen, wovon eine Heilerziehungspflegerin ist und die andere eine examinierte Intensivkrankenpflegerin. Die Gruppe hat einen großen Raum, der erst vor kurzem bezogen wurde. Zusätzlich gibt es einen kleinen Nebenraum, der von einem Beschäftigten genutzt wird, da er dort nach seinem Bedarf den Arbeitstag gestalten kann. Von der Gruppe aus kann man direkt nach draußen gehen, sodass die Wege zu den Zubringerbussen nicht sehr weit sind. Durch die Corona-Pandemie wurde darauf geachtet, dass die Möbel und Sitzplätze so angeordnet sind, dass die Beschäftigt einen Mindestabstand von 1,5 Meter einhalten können. Da es sich bei uns um den „Förder- und Orientierungsbereich" handelt, gibt es, abgesehen von Aufträgen anderer Firmen und Einrichtungen, individuelle Förderaufgaben (z.B. in Form von Steckaufgaben) und Förder- und Entwicklungspläne, auf die ich in der Situationsanalyse näher eingehen werde. Hier steht die individuell persönliche und berufliche Förderung im Vordergrund. Die Beschäftigten arbeiten nicht durchgehend, sondern können mehrere Pausen machen was von Person zu Person unterschiedlich sein kann (Bedürfnisse, Verhalten, Arbeitsausdauer etc.). Dies kann unter anderem ein Mittagsschlaf sein, mit Bausteinen beschäftigen, malen oder ein Spaziergang. Zu der Atmosphäre der Gruppe lässt sich sagen, dass sich die Beschäftigten trotz ihrer individuellen Unterschiede (im Grunde ist jeder Mensch individuell unterschiedlich) bzw. Besonderheiten gut miteinander verstehen. Trotzdem und leider sind soziale Interaktionen unter den Beschäftigten durch starke kommunikative Unterschiede sehr selten. Oft sind wir (die Mitarbeiter) das Bindeglied zwischen den Beschäftigten und haben die Aufgabe zu vermitteln. Trotzdem kann es in der Gruppe auch lauter und unübersichtlicher werden. Es kann laute aber auch sehr ruhige Phasen geben. Ein Beschäftigter kann theoretisch das Gemütsbild der ganzen Gruppe ändern, wenn dieser mal einen schlechten Tag hat und seine Stimmung auf seine Kollegen projiziert. Dies ist jedoch selten der Fall.

Die Arbeitszeit der Beschäftigten ist von ca. 8:00 Uhr (die Meisten werden von uns bereits gegen 7:40 Uhr von den Bussen in die Gruppe begleitet) bis 16:10 Uhr (freitags von 8:00 Uhr bis 14:05 Uhr). Die (offizielle) Arbeitszeit der Mitarbeiter ist von 7:45 Uhr bis 16:25 Uhr (freitags von 7:30 Uhr bis 14:20 Uhr). Um ca. 9:30 Uhr gibt es Frühstück mit Kaffee und gegen 11:30 Uhr das Mittagessen, was von der Werkstatt in der Küche zubereitet wird. Hierzu gibt es einen Essensplan für die Woche, der in jeder Gruppe aushängt.

2   Situationsanalyse

2.1   Vorstellung der Teilnehmerin bzw. des Teilnehmers

Frau S. ist 35 Jahre alt, arbeitet seit 2004 in der WfbM in XY-Stadt und wohnt bei ihren Eltern. Sie hat von der Geburt an eine Schwerstmehrfachbehinderung. Bei ihr wurde unter anderem eine spastische dystone Tetraplegie diagnostiziert. Durch diese Behinderung ist sie an den Rollstuhl gebunden. Die Erkrankung führt zu langanhaltenden, unwillkürlichen Kontraktionen der Skelettmuskulatur, die sich in abnormen Haltungen und Fehlstellungen des Körpers oder einzelner Körperteile äußern. In ihrem Fall weisen besonders der rechte Arm, sowie die rechte Hand eine starke Spastik auf. Bei Frau S. wurde auch ein cerebrales Anfallsleiden, eine geistige Behinderung diagnostiziert und zudem ist sie fast komplett blind. Frau S. wirkt in meinen Augen trotz ihrer starken Einschränkungen sehr zufrieden, was ihre aktuelle Lebenssituation betrifft. Dies konnte ich bemerken, wenn sie von ihren Eltern und ihrem Zuhause gesprochen hat. Sie kann Wünsche frei äußern und Themen aus ihrem Alltag erzählen. Sie spricht dabei allerdings sehr schlecht, undeutlich und leise. Daher muss man oft nachfragen und sie bitten Gesagtes zu wiederholen. In der kurzen Zeit meines Praktikums ist mir aufgefallen, dass für sie das Sprechen sehr anstrengend ist. Das merkt man daran, dass sie zwischen gesprochenen Worten oft tief Luft holen muss um weitersprechen zu können.

Im Werkstattalltag benötigt Frau S. volle Pflegeunterstützung. Sie trägt eine Schutzhose, die zweimal während des Dienstes mit Hilfe eines Lifters gewechselt wird. Auch beim Essen benötigt Frau S. volle Unterstützung. Das Essen wird mundgerecht vorbereitet und dann durch einen Mitarbeiter in den Mund geführt. Trinken kann sie selbstständig, da sie einen Becher mit Strohhalm hat, der geschlossen wird, sodass die Flüssigkeit auch in Schieflage nicht auslaufen kann. Nur das befüllen des Bechers übernehmen die Mitarbeiter. Im Gruppenalltag hört Frau S. am liebsten Hörbücher, bastelt oder malt etwas. Im Großen und Ganzen lässt sich sagen, das Frau S. ein freundlicher Mensch ist, der einem oft ein lächeln auf die Lippen bringt. Dies fällt besonders auf, wenn man etwas von sich erzählt und sie darauf mit einem Lachen oder einem lauten „ECHT?" reagiert.

2.2 Beschreibung der Teilnehmerin bzw. des Teilnehmers orientiert an den Strukturfeldern

2.2.1 Sprache/ Kommunikation

Frau S. kann Wünsche frei äußern und zusammenhängende Sätze formulieren. Sie spricht allerdings undeutlich und leise. Um einen Satz zu bilden braucht Frau S. viel Zeit. Zudem fällt auf, dass für sie das Sprechen eine große Anstrengung ist. Sie atmet zwischen gesprochenen Worten meist sehr tief ein, was diese Aussage nochmal unterstreicht. Frau S. spricht einen meist von selber an, um dann über ihr Privatleben zu erzählen. Sie erzählt von ihren Eltern, ihrer Schwester und ihrer Wohnsituation. Zudem ist sie sehr interessiert, was das Leben ihrer Betreuer betrifft und stellt daher oft Fragen zu deren Privatleben.

2.2.2 Kognition

Routinierte Tagesabläufe sind für Frau S. in gewisser Weise nachvollziehbar. Sie versteht, dass wir aufgrund der Pandemie beim Verlassen der Gruppe eine Maske tragen müssen und dass Impfungen wichtig sind, um gesund zu bleiben. Auch das freie Äußern von Wünschen und das bilden von ganzen Sätzen zeigt, dass Frau S. kognitiv einige Ressourcen besitzt.

Im Gruppenalltag fällt auf, dass Frau S. Schwierigkeiten hat, sich über einen längeren Zeitraum zu konzentrieren. Sie wird durch Musik oder Gespräche (innerhalb der Betreuer) schnell abgelenkt. Dies konnte ich beobachten, als sie eine andere Übung zur Förderung der Feinmotorik durchführte und sich dabei nur Phasenweise auf die Übung konzentrieren konnte. Frau S. besitzt einige Ressourcen im Bereich der Merkfähigkeit. Dies ist mir aufgefallen, als sie besprochene Themen vom Vortag wiedergab oder erzählte, was sie am Wochenende gemacht hat.

2.2.3 Motorik

Im Bereich der Motorik hat Frau S. aufgrund ihrer Behinderung starke Einschränkungen. Sie ist an den Rollstuhl gebunden und hat starke Spastiken in ihren Gliedmaßen. Besonders ihre rechte Körperhälfte ist stark betroffen. Dadurch, dass der linke Arm und die linke Hand nicht so stark betroffen sind, ist es Frau S. möglich mit Hilfe eines Therapielöffels bestimmte Nahrung selbstständig zu essen. Zudem kann sie ihren Trinkbecher mit ihrem stärkeren Arm/Hand eigenständig nutzen.

Durch die starken Spastiken ist es Frau S. unmöglich für ihre eigene Körperpflege zu sorgen und ist daher auf Mitarbeiter und Angehörige angewiesen. Trotz ihrer körperlichen Defizite äußert Frau S. den Wunsch zu arbeiten. Auch wenn Frau S. fast blind ist, versucht sie Arbeitsanweisungen mit ihren grobmotorischen Fähigkeiten umzusetzen.

2.2.4 Wahrnehmung

Dadurch, dass Frau S. beinahe komplett blind ist, ist ihre visuelle Wahrnehmung stark eingeschränkt. Sie gleicht die Einschränkung aber durch eine sehr gute auditive Wahrnehmung aus. Personen erkennt sie durch Stimmen, weiß also direkt mit wem sie kommuniziert. Sie zeigt zudem stärken in der gustatorischen Wahrnehmung. Das ist mir daran aufgefallen, dass sie mir sofort sagen konnte, dass der Joghurt, den ich ihr per Löffel anreichte, ein Kirschjoghurt ist. Auch im Bereich der olfaktorischen Wahrnehmung hat Frau S. Stärken gezeigt. So sagt sie mir beim Mittagessen oft, wie sie den Geruch des Essens wahrnimmt. Auch über die Temperatur des Essens kann Frau S. ihre Wahrnehmung nutzen. Wenn das Essen zum Beispiel zu heiß ist, sagt sie dies, damit wir noch einen Moment warten können und das Essen abkühlen kann. Frau S. bekommt so gut wie alles mit, was um sie herum passiert. Gespräche anderer nimmt sie wahr und hört interessiert zu.

2.2.5 Emotionen

Ihre Stimmung ist in letzter Zeit generell sehr depressiv geworden. Kleinigkeiten (z.B. eine Aphte im Mund, eine AG fällt aus, sie hat keinen Urlaub aber XY schon) geben den Anlass dazu den ganzen Tag mit schlechter Stimmung, wenig Elan und mit schlaffer Körperhaltung im Rollstuhl zu sitzen.

In den wenigen Tagen meines Praktikums habe ich Frau S. als jemanden wahrgenommen, der gute, wie auch schlechte Laune frei äußert, Sie sagt zum Beispiel, wenn es ihr zu laut ist. Eine der Beschäftigten hat den Drang dazu, das Radio laut aufzudrehen. Frau S. äußert dann besonders über ihre Mimik, aber eben auch auf der kommunikativen Ebene ihren Unmut.

2.2.6 Sozialverhalten

Frau S. zeigt sich in fremden Situationen und Umgebungen eher ängstlich zurückhaltend. Hat sie sich einmal zu Recht gefunden, nimmt sie Kontakt zu Beschäftigten und vermehrt zu Gruppenleitern auf. Frau S. nimmt offen am Gruppengeschehen teil, hört Gesprächen aufmerksam zu. Leider hört sie auch bei Gesprächen vor/in der Gruppe und Telefonaten aufmerksam zu. Das führt zu dem Problem, dass Frau S. nicht alles kognitiv erfassen kann und die gehörten Dinge zu Hause falsch oder auf sich bezogen wiedergibt. Ihre Wünsche und Bedürfnisse äußert sie meist laut und, wenn notwendig, auch mit weinen/jammern. Sie geht davon aus, dass die Gruppenleiter diese sofort erfüllen müssen und primär für sie da sind. Widerspricht man Frau S. oder erfüllt nicht sofort ihr Bedürfnis, kam es vor, dass sie einen epileptischen Anfall vortäuscht.

2.3 Aktuelle Handlungsziele und festgelegte Maßnahmen laut PEP

Ziel Nr.1

Worin wollen Sie in Ihrer Arbeit besser werden?

- Förderung der Feinmotorik

Was wollen Sie dabei genau erlernen?

- Frau S. soll täglich Tablettaufgaben mit Hilfe des Gruppenleiters für mindestens 25 Minuten erarbeiten.

Warum ist das für Ihre Arbeit wichtig?

- Ihre Feinmotorik soll erhalten bleiben.

Was müssen Sie machen? Wie fangen Sie damit an? Welche Unterstützung benötigen Sie?

- Mit Hilfe des Gruppenleiters erhält sie Hilfestellung bei der Handführung der linken Hand.

Bis wann wollen Sie das gelernt haben?

- März 2022

Ziel Nr.2

Worin wollen Sie in Ihrer Arbeit besser werden?

- Mobilität

Was wollen Sie dabei genau erlernen?

- Frau S. macht mindestens einmal in der Woche für ca. 15 Minuten in Begleitung einer Gruppenkraft einen Spaziergang über das Werkstattgelände.

Warum ist das für Ihre Arbeit wichtig?

- Bewegungsausgleich, Selbstwertgefühl wird gefördert.

Was müssen Sie machen? Wie fangen Sie damit an? Welche Unterstützung benötigen Sie?

- Mit Unterstützung einer Gruppenkraft.

Bis wann wollen Sie das gelernt haben?

- März 2022

2.4 Detaillierte Erläuterung der für die Aktivität relevanten Bereiche

Ich werde mit Frau S. eine Aktivität zur „Förderung der Feinmotorik", also zum PEP Ziel Nr. 1 durchführen.

Ich bin der Meinung, dass für eine Aktivität oder im Angebot immer alle Strukturfelder wichtig und gleichzeitig betroffen sind und nach dem Prinzip der Psychomotorik auch sein sollten.

Für die Aktivität benötigt Frau S. in meinen Augen folgende Ressourcen/Fähigkeiten:

Interesse und Motivation, damit sie während der Aktivität Spaß hat, um ein bestmögliches Ergebnis der Übung zu erreichen.

Ein gesundes Körperschema, damit sie während der Aktivität versteht, wie sie ihren Arm und ihre Hand/Finger bewegen muss, um die Holzklötzchen an die Haken zu hängen.

Sprachverständnis, da Frau S. Anweisungen für die Übung verstehen muss, aber auch damit sie äußern kann, wenn sie Hilfestellung benötigt, bzw. etwas nicht machen möchte.

Fähigkeit der Feinmotorik, damit Frau S. die Holzklötzchen und daran angebrachten Schlaufen mit Hilfe des Faust- und Pinzettengriffes festhalten kann.

Taktile Wahrnehmung, da sie aufgrund ihrer visuellen Einschränkungen viele Informationen über das Ertasten der Haken und generell der gesamten Konstruktion sammeln muss.

2.5   Zielbeschreibung (nach den SMART-Kriterien)

Frau S. wird am 23.11.2021 gegen 13:30 Uhr für 8-10 Minuten an ihrem Arbeitsplatz mit Anleitung, Hilfestellung und Unterstützung eine Übung durchführen, bei der sie Holzklötzchen mit Schlaufen an Haken aufhängt, die an verschieden Positionen auf einem senkrechten Holzbrett montiert sind und dadurch zur Förderung der Feinmotorik führen.

SMART-Kriterien:

Das Ziel ist spezifisch, da das Ziel individuell auf die Ressourcen von Frau S. angepasst ist. Die Übung wird nur für maximal 10 Minuten durchgeführt, da es sonst eine zu große Anstrengung für Frau S. werden würde.

Das Ziel ist messbar, da Frau S. die Übung mithilfe eines Mitarbeiters/Praktikanten der Einrichtung ausübt. Zudem wird ersichtlich, ob Frau S. es schafft die Holzklötze aufzuhängen.

Das Ziel ist attraktiv, da Frau S. große Motivation zeigt, bei Übungen/Spielen, die ihre Feinmotorik betrifft.

Das Ziel ist realistisch, da Frau S. bereits bei anderen Übungen, die die Feinmotorik betreffen, gezeigt hat, dass sie im Stande ist, solche Aufgaben mit Hilfestellung zu bewältigen.

Das Ziel ist terminiert, da die Aktivität für den 23.11.2021 angesetzt ist.

3 Kommentierte Verlaufsplanung

Geplanter Verlauf ("Was und Wie?")	Kommentar/Begründung ("Warum?")
Vorbereitungsphase/Hinführende Maßnahmen	
Nachdem ich mich dazu entschieden habe, mein erstes Angebot mit Frau S. durchzuführen, habe ich häufiger mit ihr gearbeitet und mich ihr unterhalten.	Frau S. lebt mit der Sicherheit von Automatisierungen innerhalb ihres Alltags und Wiederholungsmustern. Um einen gewissen Bezug aufbauen zu können, habe ich mich auf das Prinzip der Ich-Du-Beziehung bezogen und mich mehr mit ihr unterhalten. Dabei habe ich mein Verhalten gegenüber ihr oder anderen in der Gruppe nicht geändert, da ich einen guten Bezug zu allen Beschäftigten in der Gruppe aufbauen möchte. Eine 100 % Sicherheit, dass Frau S. einen Bezug zu mir aufbauen konnte, kann ich nicht sagen, da ich erst wenige Tage in der Einrichtung bin. Dennoch habe ich versucht eine gute Beziehung zu Frau S. aufzubauen.
Ich spreche vermehrt mit den Mitarbeiter*innen der Gruppe über Frau S. (Bedürfnisse, Entwicklungsstand, Alltag, Vergangenheit) und lese mir die Doku und Entwicklungs- bzw. Förderberichte durch. Zusätzlich beschäftige ich mich mit ihrer Biografie	Bevor ich ein Angebot für Frau S. gestalten und planen kann, muss ich mich mit ihr beschäftigen, da die subjektiven, komplexen Lebenserfahrungen und -Bedingungen, die individuellen Ressourcen, Bedürfnisse und Defizite

Geplanter Verlauf („Was und Wie?")	Kommentar/Begründung („Warum?")
und führe oft Gespräche über Frau S. mit ihr.	wichtig in Erfahrung zu bringen sind, um ein angemessenes und individuelles Angebot zu gewährleisten. Dadurch kann ich mich an ihrem IST-Zustand orientieren. Dabei beziehe ich mich auf das Prinzip der Individualisierung.
Ich habe mich dazu entschieden, das Angebot an ihrem Arbeitsplatz durchzuführen.	Frau S. hat seinen festen Arbeitsplatz in der Gruppe und ist daran gewöhnt, in dieser Umgebung zu arbeiten. Um für eine angenehme Atmosphäre zu sorgen möchte ich das Angebot an ihrem Arbeitsplatz durchführen, damit es sich für sie so natürlich wie möglich anfüllt.
Nachdem ich die Informationen von Frau S. gesammelt habe, habe ich mir überlegt, wie das Angebot aussehen soll. Daher habe ich Zuhause eine Holzkonstruktion gebaut, an denen Haken befestigt sind. Die Haken sind in verschieden Höhen angebracht, sodass ein gewisser Schwierigkeitsgrad je nach Haken entsteht. An die Haken kann Frau S. dann runde Holzklötzchen, an denen Schnüre befestigt ist, aufhängen.	Dadurch, dass die Förderung der Feinmotorik ein wichtiges Ziel für Frau S. ist, denke ich, dass ich eine Übung gewählt habe, die passend auf ihre individuellen Ressourcen abgestimmt sind und daher auch für eine bestimmte Motivation ihrerseits sorgt. (Prinzip der Individualisierung)
<u>Hinführungsphase</u>	
Ich suche den Kontakt zu Frau S. Dabei	Frau S. ist (wenn man sie dazu

Geplanter Verlauf ("Was und Wie?")	Kommentar/Begründung ("Warum?")
nehme ich den Kontakt auf einer kommunikativen Ebene auf und zeige Frau S. die Materialien und gebe ihr erst einmal einen Moment, um sich mit der gebauten Konstruktion vertraut zu machen.	aktiviert) ein kommunikativer Mensch. Ich schaue freundlich und passe auch meine Stimme zu einem angenehmen Ton an, damit Frau S. nicht abgeneigt von meiner Aktivität ist.(Prinzip der Individualisierung) Zudem gebe ich ihr einen Moment sich mit der Konstruktion vertraut zu machen, da sie starke visuelle Einschränkungen vorweist und daher die taktile Wahrnehmung einbeziehen muss, um Informationen über die Materialien zu sammeln. (Prinzip der Anschauung)
Erarbeitungsphase	
Mit verbaler Unterstützung werde ich die Übungen zusammen mit Frau S. durchgehen und diese erläutern. Mit Unterstützung, Hilfestellungen und gemeinsames Erarbeiten machen wir zusammen weiter. Ich gucke zu Beginn der Übung auf die Uhr und weise Frau S. darauf hin, dass wir versuchen, knapp 10 Minuten zusammen die Übung durchzuführen.	Mit verbaler Unterstützung möchte ich das Prinzip der Ich-Du-Beziehung einsetzen, um Frau S. das Gefühl zu geben, dass wir zusammen die Übung durchführen. Das führt zur Stärkung des Selbstwertgefühls und gibt nochmal einen weiteren Motivationsschub für Frau S. Die Übung möchte ich trotz der Konzentrationsschwierigkeiten von Frau S. versuchen für circa 10 Minuten durchzuführen. Kurze Pausen kann Frau S. nutzen, um sich wieder zu sammeln und durchzuatmen. (Prinzip der Individualisierung) Durch Zuspruch und Lob während der

Geplanter Verlauf („Was und Wie?")	Kommentar/Begründung („Warum?")
	Übung werde ich versuchen Frau S. immer wieder zu motivieren. Sollte Frau S. während der Aktivität anfangen zu blockieren und Desinteresse äußern, werde ich versuchen durch noch aktiveres teilnehmen an der Übung versuchen Frau S. zum weiter machen zu motivieren.
Sind die 10 Minuten erreicht und Frau S. ist weiter motiviert, machen wir weiter. Werden die 10 Minuten nicht erreicht, da Frau S. eine Pause benötigt oder nicht zu motivieren ist, beende ich die Aktivität. Die Zeitvorgabe dient nur als grober Richtwert für Frau S. und für mich.	Die 10 Minuten in der Zielbeschreibung sind nicht zwingend gesetzt, sie dienen den SMART-Regeln und sind in der Aktivität nicht immer zwingend einhaltbar. Je nachdem wie sich die Aktivität entwickelt, kann man mehr Zeit einplanen, früher aufhören oder wenn man glaub, dass eine Pause von Nöten ist, eine Pause einlegen. Ich möchte nicht, dass Frau S. eine negative Assoziation zu der Aktivität hat. (Prinzip der Individualisierung)
Abschlussphase	

Ist das Ende erreicht, signalisiere ich Frau S. dies, indem ich ihr sage, dass sie die Übung sehr gut gemeistert hat. Gleichzeitig bedanke ich mich dafür, dass sie Lust hatte, mit mir die Aktivität durchzuführen. Dabei appelliere ich an ihr Geltungsbedürfnis, habe eine freundliche Mimik und eine freundliche Aussprache. Als Zeichen der Dankbarkeit und des Vertrauens lege ich meine Hand auf ihren Arm und streichle diesen etwas, während ich ihr meine Dankbarkeit mitteile. Ich mache dies, weil ich in den letzten Tagen erkannt habe, dass Frau S. solche Körperberührungen schätzt.

4   Quellenangaben

- Akte von Frau S.

- PEP

- Berichte von Betreuern/Mitarbeitern

- Eigene Beobachtungen

- Inklusion, Partizipation und Empowerment in der Behindertenarbeit: Best
Practice

  Beispiele: Wohnen – Leben – Arbeit – Freizeit

      Herausgeber: Helmut Schwab, Georg Theunissen

      W. Kohlhammer GmbH; 3. edition (24 Jan. 2018)

      ISBN-10: 3170334271

- Didaktisch-Methodische Prinzipien heilpädagogischen Handels nach Georg
Theunissen

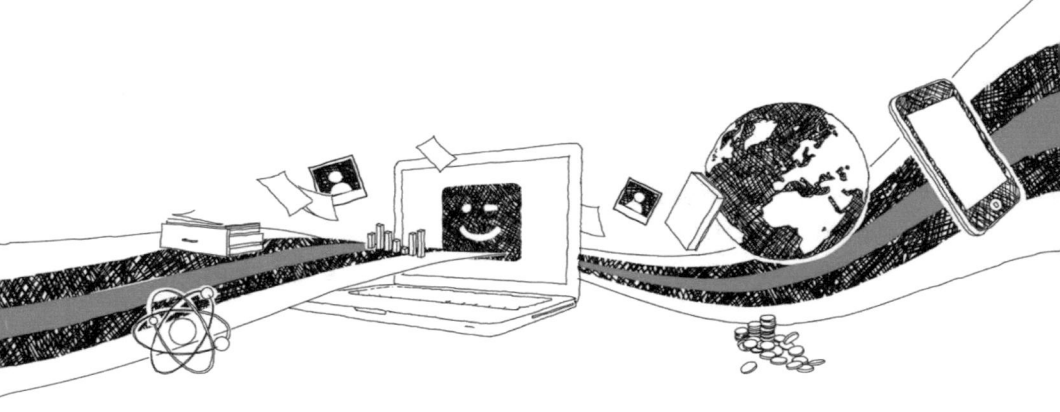
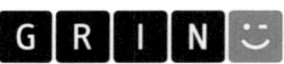